ஏலக்காய்

வி.எஸ்.ரோமா

Copyright © V. S. Roma
All Rights Reserved.

ISBN 978-1-63920-541-7

This book has been published with all efforts taken to make the material error-free after the consent of the author. However, the author and the publisher do not assume and hereby disclaim any liability to any party for any loss, damage, or disruption caused by errors or omissions, whether such errors or omissions result from negligence, accident, or any other cause.

While every effort has been made to avoid any mistake or omission, this publication is being sold on the condition and understanding that neither the author nor the publishers or printers would be liable in any manner to any person by reason of any mistake or omission in this publication or for any action taken or omitted to be taken or advice rendered or accepted on the basis of this work. For any defect in printing or binding the publishers will be liable only to replace the defective copy by another copy of this work then available.

பொருளடக்கம்

1. அத்தியாயம் 1 — 1
நான் — 19

1

ஏலக்காய் மருத்துவ பயன்கள்

ஏலக்காய் வாசனை பொருளாக பார்க்கப்படும் நிலையில், அதில் பல இயற்கை நன்மைகள் உள்ளன. நன்மைகளை பற்றி இங்கு காண்போம்...

- ரத்தத்தில் இருக்கும் சர்க்கரையின் அளவையும் கட்டுப்படுத்தும். ஆஸ்துமா நோயாளி களுக்கும் ஏற்றது. சுவாச கோளாறுகளை போக்கும் சக்தியும் ஏலக்காய்க்கு உள்ளது.

- வாகனங்களில் பயணிக்கும்போது தலைசுற்றல், வாந்தி, மயக்கம் போன்றவை ஏற்படுபவர்கள் இரண்டு ஏலக்காயை வாயில் போட்டு மென்று கொண்டிருந்தால் இந்த தொல்லை ஏதும் ஏற்படாது.

- ஏலக்காய் வாய் சுகாதாரத்திற்கும், வாய் ஆரோக்கியத்திற்கும் ஏற்றது. பல் வலி, ஈறுகளில் ஏற்படும் வீக்கத்தை கட்டுப்படுத்தலாம்.

- சூயிங்கம், சிக்லெட், சாக்லேட் என எதையாவது வாயில் போட்டு அசை போடுவதால் எந்தப் பலனும் இல்லை. அதற்குப் பதிலாக ஏலக்காயை வாயில் போட்டு மென்று சாப்பிடுவது நல்லது.

- ஜலதோஷம், இருமல், தொடர்ச்சியான தும்மலால் அவதிப்படுகிறவர்கள் ஏலக்காய் கஷாயம் பருகவேண்டும்.
- ஏலக்காயில் தயாரிக்கப்படும் எண்ணெய் சரும நலனுக்கு ஏற்றது. குழந்தைகளுக்கு மசாஜ் செய்யும் எண்ணெய்யில் சிறிதளவு கலந்து

பயன்படுத்தலாம்.

- அஜீரணத்தால் அவதிப்படுகிறவர்கள் ஏலக்காயை மிளகுடன் சேர்த்து நெய்யில் வறுத்து பொடி செய்து சாப்பிடலாம். ஏலக்காயில் உள்ள ஆன்டி ஆக்சிடென்ட் நோய் எதிர்ப்பு சக்தியை அதிகரிக்கும்.

- பசியே ஏற்படுவதில்லை, சாப்பிட பிடிக்கவில்லை என்று கூறுபவர்கள், தினமும் ஒரு ஏலக்காயை வாயில் போட்டு மென்றால், பசி எடுக்கும். ஜீரண உறுப்புகள் சீராக இயங்கும்.

- நெஞ்சில் சளி கட்டிக் கொண்டு மூச்சு விட சிரமப்படுபவர்களும், சளியால் இருமல் வந்து, அடிக்கடி இருமி வயிற்றுவலி வந்தவர்களுக்கும் கூட ஏலக்காய் 14 நாட்கள் தொடர்ந்து ஏலக்காய் தண்ணீர் குடித்து வந்தால் என்ன நடக்கும்னு தெரியுமா?

ஏலக்காயின் நற்குணங்கள் பற்றி பலரும் அறிந்திருப்போம். ஏலக்காய் பொதுவாக மணத்திற்காக உபயோகம் செய்வார்கள். ஆனால் அதையும் தாண்டி பலவிதமான நன்மைகள் அதில் கிடைக்கப்பெறுகிறது. ஏலக்காய் தண்ணீரின் நன்மைகளைப் பற்றி காணலாம்.

பொதுவாகவே நமது ஆரோக்கியம் சமையல் அறையில் செய்யப்படுவது என்பது தான் உண்மை. என்னதான் மருந்து மாத்திரைகள் நம் நோய்-களை தீர்த்து வைத்தாலும் பலவிதமான நோய்களுக்கு சமையலறையி-லேயே தீர்வு உண்டு என்பது பலரும் அறியப்படாத உண்மை. மேலும் உண்ணும் உணவை சரியானதாக எடுத்துக்கொண்டு உடலுழைப்பில் கவனமாக இருந்து சுறுசுறுப்பாகவும் இருந்தால் பல வியாதிகள் நமக்கு வராமலேயே போய் விடும். எனவே நமக்கு வியாதிகள் வருவது என்பது நம் நடவடிக்கைகள் மூலமாகவே பெரிதும் வாய்ப்பு இருக்கிறது. நிஷா என்பவர் பழைய புராதனமான வழியில் நமது உடலில் உள்ள நீர்ச்-சத்தை அதிகரிக்கும் வழியை கண்டு பிடித்துள்ளார். நிஷா அவர்கள் ஏலக்காய் தண்ணீரை வைத்து எப்படி தனது இழந்த உடல் நலத்தை மீண்டும் பெற்றார் என்பதை பார்க்கலாம்.

தண்ணீர் குடித்தல்

பனி காலங்கள் நெருங்க நெருங்க பலரும் தண்ணீர் குடிப்பதை குறைத்து விடுவார்கள். ஏனென்றால் அவர்களுக்கு வெளியே குளிரான நிலை இருப்பதால் தண்ணீர் தாகம் குறைந்துவிடும். ஆனால் உண்மை என்னவென்றால் அந்த நேரத்தில் நாம் நிச்சயமாக தண்ணீர் குடித்து நம் உடலை நீர்ச்சத்துடன் வைத்திருக்க வேண்டியது அவசியம். அப்படி இல்லையென்றால் தலைவலி, ஜலதோஷம் போன்ற உபாதைகள் ஏற்படும். அதுவும் டெல்லி போன்ற இடங்களில் பணிக் காலம் வந்துவிட்டால் உடலை பல துணிகள் வைத்து போர்த்திக்கொண்டு சூடான ஆகாரங்களை சாப்பிட்டுவிட்டு, அவ்வப்போது சூடான தேநீர் வருக நமக்கு தோன்றுமே தவிர, தண்ணீர் குடிக்க பலருக்கும் தோன்றாது. இதனால் அந்த நாட்களில் நானும் அப்படியே இருந்தேன். எனது கண்கள் காய்ந்தன தோள்கள் வாடின. அந்த காலங்களில் மிகவும் பாதிக்கப்பட்டேன்.

உணருங்கள்

குளிர்காலங்களில் தண்ணீரே குடிக்காமல் இருப்பது மிகப் பெரும் தவறு. தண்ணீரின் உன்னதத்தை நாம் அறிந்து கொள்ளவில்லை என்று அர்த்தம். அது எனக்கும் ஏற்பட்டது கூறுகிறார் ஷர்மா. சில சமயம் நமது பாட்டிமார்கள் கொடுக்கிற அறிவு எனது பலநேரம் நமக்கு மிகப்பெரும் உபயோகமாக மாறுகிறது. சரியான நேரத்தில் நமக்கு உதவி செய்கிறது. அவர்கள் சொல்வதை நாம் பலரும் கண்டுகொள்வதில்லை. ஆனால் அவர் சொல்லும் சில விஷயங்கள் நமது வாழ்க்கையில் பல திருப்பங்களைக் கொண்டு வந்து சேர்க்கிறது.

ஏலக்காய் தண்ணீர்

ஏலக்காய் தண்ணீர் என்பது மிகவும் சாதாரண விஷயம்தான் என்று நீங்கள் நினைக்கலாம். ஆனால் அதன் மூலம் எனக்கு கிடைத்த நன்மைகள் ஏராளம். எனது பாட்டியிடம் பலநாட்களாக உங்களது தோல் எப்படி பளபளப்பாக இருக்கிறது என்று கேட்டுக் கொண்டிருந்தேன். அதற்கு எனது பாட்டி நான் தினமும் அதிகமான தண்ணீர் குடிப்பேன் என்று மட்டுமே கூறினார். எனக்கு மிகவும் ஆச்சரியமாக இருந்தது. தண்ணீரின் மூலமே தோலை இவ்வளவு அழகாக வைத்திருக்க முடியுமா என்று பலவிதமான ஆய்வுகளில் ஈடுபடும் பொழுது ஒரு நாளைக்கு 3 லிட்டர் தண்ணீர் தொடர்ந்து குடித்து வரும் பொழுது உடலில் உள்ள அனைத்து அசுத்தங்களும் வெளியேறி உடலில் உள்ள பருக்கள் போன்ற

அனைத்துப் பிரச்சினைகளும் குணமாகி தோல் பளபளக்கும் என்று நான் கண்டு பிடித்தேன்.

நறுமணம் மட்டுமல்ல

தண்ணீரில் ஏலக்காயை போட்டது மட்டுமே. ஆனால் அது மிகப்-பெரும் பலன் கிடைத்தது என்பது ஆச்சரியமாக இருந்தது. என்னைப் போன்ற தேனீர் விரும்பிகளுக்கு ஏதாவது ஒரு ஃப்ளேவர் அனைத்திலும் இருக்க வேண்டுமென்று நினைப்போம். தண்ணீரிலும் ஏதாவது ஒரு ஃப்-ளேவர் இருந்தால் நல்லா இருக்கும் என்று தோன்றும் போது செயற்-கையான ஃப்ளேவர் கலப்பதை நிறுத்திவிட்டு இயற்கையான ஏலக்காய் அதில் சேர்க்க வேண்டும் என்று முடிவு செய்தேன். அப்பொழுதுதான் அதிகமாக தண்ணீர் குடிக்க வேண்டும் என்று எனக்கு தோன்றும் என்ற எண்ணம் எனக்குள் இருந்தது. தண்ணீரின் சாதாரண சுவை என்பது அடிக்கடி அதை குடிப்பதற்கு நம்மை தூண்டாது. மருந்து போல் வேறு வழியில்லாமல் குடிக்க வேண்டியிருக்கும். தாகம் எடுத்தால் அனைவரும் தண்ணீர் குடிப்போம். ஆனால் தாகம் எடுக்காத நேரங்களிலும் அடிக்-கடி தண்ணீர் குடிக்க வேண்டும் என்றால் அதில் ஏதாவது நறுமணம் இருக்க வேண்டும். அதற்காக தான் நான் ஏலக்காய் முதலில் சேர்க்க ஆரம்பித்தேன்.

காலை எழுந்ததும்

காலையில் எழுந்தவுடன் ஒரு லிட்டர் வெதுவெதுப்பான தண்ணீர் குடிக்க வேண்டும் என்று முடிவு செய்தேன். அந்த வெதுவெதுப்பான தண்ணீரில் ஏலக்காய் இருக்குமாறு பார்த்துக் கொண்டேன். ஏலக்காயின் நன்மைகளைப் பற்றி பலவிதமான கட்டுரைகளில் படித்து தெரிந்து கொண்டேன். எனவே ஏலக்காயை தேர்ந்தெடுத்தேன். ஏலக்காய், தண்-ணீர்ருக்கு நல்ல சுவை மற்றும் நறுமணத்தை கொடுத்தது. அதிகமான தண்ணீர் குடிப்பதற்கு எனக்கு ஏலக்காய் தண்ணீர் நல்ல காரணமாக அமைந்தது.

நோ நொறுக்குத் தீனி

காலையில் எழுந்தவுடன் மதியத்திற்குள் ஒரு லிட்டர் தண்ணியை நான் குடித்து முடித்து விடவேண்டும் என்று எண்ணினேன். மேலும் அதுக்கு மேலும் அதிகமான தண்ணீர் தாகம் எனக்கு எடுக்க ஆரம்-பித்தது. எவ்வளவு முடியுமோ அவ்வளவு சீக்கிரம் தண்ணீரை காலி பண்ணி விடுவேன். அப்போது தான் அதிகமாக தண்ணீர் குடிக்க

வேண்டும் என்று அதை செய்து குறைந்தபட்சம் ஒரு நாளைக்கு 3 லிட்டர் ஏலக்காய் தண்ணீர் குடித்தேன். தண்ணீர் அதிகமாக குடிக்கும் பொழுது தேவையற்ற நொறுக்குத் தீனிகள் சாப்பிடுவதையும் தவிர்த்தேன். ஏனென்றால் வயிறு எப்பொழுதும் நிறைந்தது போன்ற எண்ணம் இருந்தது.

எடையும் குறையும்

அடிக்கடி தண்ணீர் பருகியதால் என்னுடைய மெட்டபாலிசத்தின் அளவு அதிகரித்தது. ஜீரணிக்கும் தன்மையும் அதிகரிக்கிறது. மெட்டபாலிசம் அதிகரிப்பதால் எனது சக்தியும் அதிகரித்து போன்ற எண்ணம் எனக்குள் நேர்ந்தது. எனவே என்னுடைய வேலைகளில் அதிகமாக கவனம் செலுத்த முடிந்தது. அவ்வளவு சீக்கிரம் சோர்வடையவில்லை. எப்பொழுதும் முழு சக்தியுடன் காணப்பட்டேன். காலையில் எழுந்திருக்கும் பொழுது முழு சக்தியுடன் எழுந்தேன.

எடை குறைந்தேன். தினமும் 3 லிட்டர் தண்ணீர் குடிப்பதனால் பசி எடுப்பது குறைந்தது. மூன்று நேர சாப்பாடு மட்டுமே குறைவாக சாப்பிட்டால் வயிறு எப்பொழுதுமே நிறைந்தது போன்ற எண்ணம் இருந்ததால் தேவையற்ற நொறுக்குத் தீனிகளைத் தவிர்க்க முடிந்தது. நொறுக்குத் தீனிகளுக்குப் பதில் தண்ணீர் எனது வயிற்றை அடைத்தது. தண்ணீர் அதிகம் குடித்தால் ஜீரணிக்கும் தன்மையும் அதிகரித்தது. மெட்டபாலிசம் அதிகரிப்பதால் என்னுடைய கொழுப்பு சத்து சீக்கிரமாக கரைந்து. தண்ணீர் அதிகம் குடிப்பதால் உடல் சக்தியுடன் இருந்ததால் அதிக நேரம் வேலை செய்தேன். எனவே அதில் கலோரிகள் குறைந்து என்னுடைய எடை குறைய ஆரம்பித்தது.

சருமப் பளபளப்பு

அதுமட்டுமல்லாமல் 14 நாட்கள் நான் தொடர்ந்து இதே வேலையை செய்தேன். என்னுடைய தோல் பளபளப்பாக மாறியது. ஏலக்காயில் உள்ள பலவிதமான நன்மைகளும் தண்ணீரில் உள்ள பலவிதமான நன்மைகளும் சென்று எனது தோலை பளபளப்பாக மாற்றியது. உடல் எடை குறைந்தது மட்டுமல்லாமல் தோலும் பளபளப்பாக மாறியது

உணவுக்கு மேலும் சுவையூட்ட நறுமணப் பொருள்களைப் பயன்படுத்துகிறோம். நறுமணப் பொருள்களில் தனித்துவமானது ஏலக்காய். இனிப்புகள், தேநீர், காபி... எனப் பலவற்றிலும் உபயோகிக்கப்படுகிறது. ஏலக்காயை வெறும் நறுமணம்கூட்டும் பொருள் என்று மட்டும் நாம்

வரையறுத்துவிட முடியாது. அதனுள் நிறைய மருத்துவக் குணங்களும் புதைந்துகிடக்கின்றன. ஆயுர்வேத மருத்துவத்தில் அதற்கான குறிப்புகள் ஏராளமாக இருக்கின்றன.

வகைகள்

நிறத்தைப் பொறுத்தும், நறுமணம் அளிக்கும் குணத்தைப் பொறுத்தும் ஏலக்காய் இரண்டு வகைப்படும்.

பச்சை ஏலக்காய்

தென்னிந்தியாவில் விளையும் இவ்வகை ஏலக்காய் நன்கு கொழுத்த பச்சை ஓடுகளைப் பெற்றிருக்கும். இதையே மிகச் சிறந்த தரமான வகை எனக் குறிப்பிடலாம். முழுதாகவும் பொடியாகவும் கிடைக்கும் இதன் ஓடு, நீண்ட நாள்களுக்கு வலுவாக இருப்பதால், விதைகளின் மணம் மாறாமல் இருக்கும். இது நறுமணத்துக்காகவும், இனிப்பு வகைகள் செய்வதற்கும் பயன்படும். இதை பால் பொருள்கள் சேர்க்கவும் பயன்படுத்தலாம். தேநீர், காபி, கேக் வகைகள், பிரெட் ஆகியவற்றைத் தயாரிக்கவும் பயன்படுத்துகின்றனர்.

காவி ஏலக்காய்

இது, பச்சை ஏலக்காயைவிடப் பெரியதாகவும், ஓடுகளில் முடிபோன்ற அமைப்பையும் பெற்றிருக்கும். பார்ப்பதற்கு சிறிய தேங்காயைப்போல் தோற்றமளிக்கும். இதையும் நறுமணத்துக்காக பிரியாணி, கறி, கரம் மசாலா முதலியவற்றில் பயன்படுத்துவர். இதன் விதைகளில் உள்ள மாவுச்சத்து, புரதச்சத்து, ஈரப்பதம், நார்ச்சத்து, பாஸ்பரஸ், கால்சியம் மற்றும் இரும்புச்சத்துக்களால் நிறைய மருத்துவக் குணங்களைக் கொண்டிருக்கிறது.

பொடி ஏலக்காய்

ஏலக்காய்களை நன்கு பொடியாக்கி நிறைய உணவு வகைகளில் உபயோகிக்கிறார்கள். ஆனால் முழு ஏலக்காயைவிட பொடியில் மணம் குறைவு. இந்தப் பொடி கடைகளில் கிடைக்கும்.

மருத்துவப் பயன்கள்

விக்கல் போக்கும்

இது நடுக்கத்தைப் போக்கக்கூடியது; விக்கலில் இருந்து நம்மைக் காப்பாற்ற உதவும். உடலில் ஏற்படும் தசைப்பிடிப்பு, குடல் மற்றும் வயிற்றுப் பிடிப்புகளிலிருந்து நிவாரணம் பெற்றுத் தரும்.

நச்சுத்தன்மை நீக்கும்

இதில்இருக்கும் மினரல்கள், வைட்டமின் ஏ, பி, சி, நியாசின், ரிபோப்ஃளேவின்ஆகியவை உடலின் நச்சுத்தன்மையை நீக்கக் கூடி-யவை. இது ரத்தத்தைச்சுத்தப்படுத்தும். கல்லீரலில் இருக்கும் தேவை-யற்ற யூரியா, கால்சியம்மற்றும் இதர நச்சுகளை நீக்கும். மகப்பேற்றுக்குப் பிறகு இதைப் பெண்கள்அதிகம் பயன்படுத்தலாம்.

ஆன்டிஆக்ஸிடன்ட்

இதில்இருக்கும் ஊட்டச் சத்துகள், வைட்டமின்கள் மற்றும் அத்-தியாவசிய எண்ணெய்ஆகியவை ஆன்டிஆக்ஸிடன்ட்களாகப் பயன்ப-டுகின்றன. இவை உடலில் இருக்கும் செல்கள்முதிர்ச்சி அடைவதைத் தடுத்து இளமையைத் தக்கவைத்துக்கொள்ள உதவுகிறது.

மனஅழுத்தம் குறைக்கும்!

மனஅழுத்தத்தைக்குறைக்கும் இதன் குணம் குறித்து இன்னும் ஆராய்ச்சிகள் நடந்துவந்தாலும், ஆயுர்வேத மருத்துவம், `ஏலக்காய் தேநீர் மன அழுத்தத்துக்கு நல்லது' எனப்பரிந்துரைக்கிறது. இது, இயற்-கையாக நச்சுத்தன்மையை நீக்கி, செல்களை மீண்டும்பொலிவுபெறச் செய்வதாலும் மனஅழுத்தம் குறையும்.

சளி மற்றும் காய்ச்சலுக்கு நிவாரணம்

இதில்காரத்தன்மை இருப்பதால், சளி மற்றும் காய்ச்சலைத் தடுத்து-விடக்கூடியது.ஒரு ஏலக்காய் டீ குடித்தால் சளி, காய்ச்சல் பறந்துவிடும்.

கிருமிகளில் இருந்து காக்கும்!

கிறுமித்தொற்றுஇருப்பவர்கள் இதை எடுத்துக்கொள்ளலாம். இதில் இருக்கும் எண்ணெய்பாக்டீரியா, வைரஸ், பூஞ்சை போன்றவற்றின் வளர்ச்சியைத் தடுக்கும்.

வாய் துர்நாற்றம் போக்கும்

வாய் துர்நாற்றத்தையும் சரிசெய்யக்கூடியது இது. வாய்ப்புண்ணையும் சரிசெய்யும். இரண்டு ஏலக்காய் விதைகளை வாயில் போட்டு மென்-றாலே துர்நாற்றம் நீங்கிவிடும்.

ஆஸ்துமாவுக்கு நல்லது!

ஆஸ்துமா இருக்கும் நோயாளிகளுக்கு இது மிகுந்த பயனைத் தரும். கக்குவான் இருமலுக்கும் மார்புச் சளிக்கும் நல்ல மருந்து.

பசியைத் தூண்டும்

சிறிது ஏலக்காய்த் தூளை உணவில் சேர்த்தாலோ, விதைகளை மென்றுவந்தாலோ அது நன்கு பசியைத் தூண்டும்.

செரிமானத்தை எளிதாக்கும்

அஜீரணக் கோளாறு, வயிற்றுப் பொருமல் ஆகியவற்றுக்கு இது சிறந்த தீர்வைத் தரும். உணவை எளிதில் செரிக்க உதவும்.

உயர் ரத்த அழுத்தத்துக்கு மருந்து!

உயர் ரத்த அழுத்தம் இருக்கும் நோயாளிகள் தினமும் இதைச் சிறிது சாப்பிட்டு வந்தால், நுரையீரலுக்குச் செல்லும் ரத்தம் சீராகும். இதனால் ரத்த அழுத்தம் விரைவில் குறையும்.

சருமம் காக்கும்!

உணவுப் பொருள்கள் மற்றும் பானங்கள் தவிர்த்து இதை அழகு கூட்டவும் பயன்படுத்தலாம். இதன் விதைகளிலிருந்து எடுக்கப்படும் எண்ணெய் சருமத்துக்கு நிறைய நன்மைகளைச் செய்யக்கூடியது.

இது, நிறத்தையும் சருமத்தையும் பொலியச் செய்யும். ஏலக்காய் எண்ணெய் முகத்திலுள்ள கறைகளைப் போக்கி, பளிச்சிடும் சருமத்தைக் கொடுக்கும்.

ரத்த ஓட்டத்தை அதிகரிக்கும்

இதில் இருக்கும் வைட்டமின் சி ஆன்டிஆக்ஸிடன்டாகச் செயல்படக்கூடியது. இது உடல் முழுவதும் ரத்த ஓட்டத்தை அதிகரிக்கும்.

அலர்ஜிக்குத் தீர்வு

இதில் இருக்கும் ஆன்டிபாக்டீரியல் குணம், சருமத்தில் ஏற்படும் அலர்ஜிக்கு எதிராகச் செயல்படும்.

நறுமணத்தில் பங்களிப்பு

ஏலக்காயை நிறைய அழகுசாதனப் பொருள்களில் உபயோகிக்கின்றனர். இதன் நறுமணத்துக்காகவும், இனிப்பு மணத்துக்காகவும் இதையும் இதன் எண்ணெயையும் வாசனைப் பொருள்கள், சோப்பு, பௌடர் போன்றவை செய்யப் பயன்படுத்தப்படுகின்றன. இது ஆன்டிசெப்டிக்காகவும் வீக்கத்தைக் குறைக்கவும் பயன்படுகிறது. இது பெர்ஃப்யூம்களில் கலக்கப்படுவது சரும நலனுக்கு நல்லது. ஏலக்காய் சேர்த்த அழகுசாதனப் பொருள்களை `அரோமா தெரப்பி பொருள்கள்' எனலாம்.

இதழுக்குப் பாதுகாப்பு

இதன் எண்ணெய் இதழில் பயன்படுத்தும் லிப் பாம் தயாரிக்கப் பயன்படுகிறது. இது உதடுகளைப் பாதுகாக்கும்.

கேசம் காக்கும்!

நீண்ட, வலுவான கூந்தல்தான் பெண்கள் அனைவரும் விரும்புவது. ஏலக்காய், முடி வளர்ச்சிக்கும், அதன் ஆரோக்கியத்துக்கும் உதவும். இதில் இருக்கும் ஆன்டியாக்சிடேட்டிவ் குணம் முடியின் உச்சி முதல் வேர் வரை ஊட்டமளிக்கும். இதில் இருக்கும் ஆன்டிபாக்டீரியல் குணம் தலையை தொற்றுநோய்களில் இருந்தும் எரிச்சலில் இருந்தும் காக்கும். முடியின் வேர்களை வலுப்படுத்தும். கூந்தலுக்கு வலு, பளபளப்பைக் கொடுக்கும்.

எப்படித் தேர்ந்தெடுப்பது, பாதுகாப்பது?

இதன் விதைகள் கடைகளில் கிடைக்கும். இதன் மேல் ஓடுகள் சிறப்பு அங்காடிகளில் மட்டுமே கிடைக்கும். இனிப்பு மற்றும் நறுமணமான பூண்டு வகை உணவுகளைச் செய்ய பச்சை நிறத்திலுள்ள ஏலக்காயையே பயன்படுத்த வேண்டும். அதுதான் உணவுக்கு தன்னிகரற்ற சுவையைத் தரக்கூடியது. ஏலக்காய்பொடியைவிட முழு ஏலக்காயே நல்லது. பச்சை நிறம் கலந்தாற்போல் கால்பந்து வடிவத்தில் உள்ளதே உகந்தது. நுகரும்போது ஊசியிலை மரவகைப் போலவும் மலர்களைப் போலவும் நறுமணம் தர வேண்டும்.

ஏலப்பொடி தேவைப்பட்டால், முழு ஏலக்காயை இடித்து,... பிரித்தெடுத்துக்கொள்ளலாம். பொடிக்கு சுவையை நீடித்து வைத்திருக்கும் சக்தி கிடையாது. ஆனால் முழு ஏலக்காய்க்கு நறுமணத்தை வருடக் கணக்காக நீடித்து வைத்திருக்கும் சக்தி உண்டு.

இது விலை உயர்ந்த வாசனைப் பொருள் என்பதால், பொடிக்கும்போது இதனுடன் மற்ற மலிவான பொருள்களைச் சேர்த்து விலையைக் குறைத்துக்கொள்கிறார்கள். இதன் மேல் ஓடுகளைப் பிரிக்கும்போது, அல்லது அரைக்கும்போது இதில் உள்ள முக்கியமான எண்ணெயின் பங்கு குறையும். அதனால் இதன் நறுமணமும் சுவையும் முழுவதுமாகப் போய்விடும்.

பாதுகாத்தல்

இதைச் சரியான முறையில் பாதகாத்தால் மட்டுமே நறுமணமும் சுவையும் நீண்ட நாள்களுக்கு இருக்கும். முழு ஏலக்காயைப் பாதுகாப்பதே சிறந்தது. பொடித்துவிட்டால் சுவையும் மணமும் போய்விடும். காற்றுப் புகாத, குளிர்ச்சியான இடத்தில் சேமித்து வைத்தால் ஒரு வருட காலம் வரை பாதுகாக்கலாம். காயவைத்த ஏலக்காய் துண்டுகளை சூரிய ஒளி படாத இடத்தில் வைக்க வேண்டும்.

அதிக அளவில் நீண்ட நாள்களுக்கு சேமித்து வைக்க, பாலித்தீன் பைகளில் போட்டு மரப்பெட்டியில் வைப்பது சிறந்தது. பைகளில் வைப்பதற்கு முன்னர் பை ஈரமாக இல்லை என்பதை உறுதி செய்துகொள்ள வேண்டும். ஈரமாக இருந்தால், இது கெட்டுவிடும். இதைப் பாதுகாத்து வைக்கும் இடம், இருட்டாக, ஈரப்பதமில்லாமல், சுத்தமாக, குளிர்ச்சியாக புழு, பூச்சிகளின் தொந்தரவில்லாமல் இதை வைக்கும் இடம் இருக்க வேண்டும். ஜன்னல்களுக்கு கொசு வலைகள் போட்டு பாதுகாத்தால் இதன் தரம் அப்படியே இருக்கும். இதை மற்ற வாசனைப் பொருள்களிலிருந்து தள்ளி வைத்திருக்க வேண்டும்.

சில குறிப்புகள்...

இதை முழுதாகவோ, பொடித்தோ பல வகை உணவுப் பொருள்கள், மசாலா தூள்கள், பருப்பு, சாம்பார் பொடிகள், இனிப்பு வகைகள், பானங்களில் பயன்படுத்தலாம். மற்ற வாசனைப் பொருட்களுடனோ, தனியாகவோ உணவில் பயன்படுத்தும்போது நசுக்கியோ, பொடியாக்கியோ பயன்படுத்தலாம்.

* கரம் மசாலா இந்தியாவில் சைவ, அசைவ உணவுகளில் பயன்படுத்தப்படும் பொடி. கரம் மசாலாவில் ஏலக்காய்க்கு முக்கியப் பங்கு உண்டு. அனைத்து சாம்பார் பொடிகளிலும் இது சேர்க்கப்படுகிறது.

* <u>ஏலக்காயை டீ</u>அல்லது காபியில் சேர்த்தால் மணத்துடன் புத்துணர்ச்சியும் கிடைக்கும்.

* முழு பச்சை ஏலக்காயை அதன் ஓடுகளுடன் புலாவ், குழம்பு, மற்ற உணவு வகைகளில் சேர்க்கலாம். நல்ல மணமும் சுவையும் கிடைக்கும்.

* இனிப்பு வகைகளான கீர், குலோப் ஜாமூன், அல்வா போன்ற உணவுகளில் சேர்த்தால் தனித்துவமான சுவை.

* சைவ, அசைவக் குழம்புகள், சாத வகைகள் எல்லாவற்றிலும் இதன் விதைகளை வாசனைக்காகப் பயன்படுத்தலாம். புட்டு, பாலாடை, முட்டை, பால் கலந்த உணவு வகைகள், பச்சடி போன்றவற்றிலும் சேர்க்கலாம்.

* வைட்டமின் சி நிறைந்த பழங்களுடன் இதையும் தேன், எலுமிச்சைச் சாற்றையும் சேர்த்து சுவைமிக்க பழப் பச்சடி செய்யலாம்.

* லஸ்ஸியை இந்தியா உட்பட பல நாடுகளில் புத்துணர்ச்சி பானமாக மக்கள் பருகுகிறார்கள். ஏலக்காய்ப் பொடியை லஸ்ஸியுடன் சேர்த்-

தால், ஒரு குறிப்பிட்ட மணம் கிடைக்கும். தயிர், கொழுப்பு நிறைந்த பால், பொடித்த சர்க்கரை, ஏலக்காய்ப் பொடி எல்லாவற்றையும் ஒன்றாக அரைத்து ஐஸ்கட்டிகளைச் சேர்த்துப் பரிமாறலாம்.

நம் வாழ்வில் ஏலக்காய் அத்தியாவசியமான ஒன்று. உணவில் சேர்ப்பதால், உணவு உட்கொள்ளும் முறையில் ஏற்படும் மாற்றங்களை உணரலாம். ஆக, ஏலக்காய் மிக மிக நல்லது!

ஏலக்காயில் உள்ள அதிர வைக்கும் நன்மைகள்

சாதாரணமாக நாம் போடும் டீயில் ஏலக்காய் போட்டு குடித்தாலே மனமாக இருக்கும். ஏலக்காய் டீ குடிப்பது உடலுக்கு நன்மை பயக்கும். மேலும், என்ன நன்மைகள் ஏற்படும் என்பதைப் பற்றி பார்ப்போம்.

இதயம்:

இதயப் பிரச்சனை உள்ளவர்கள் ஏலக்காய் டீ குடிப்பது நல்லது. இதிலும், தினந்தோறும் ஏலக்காய் டீ குடித்து வந்தால் இதயம் ஆரோக்கியமாக இருக்கும் மற்றும் நோய் எதிர்ப்புச் சக்தி அதிகரிக்கும்.

தலைவலி:

தலைவலிக்கு ஏலக்காய் ஒரு சிறந்த மருந்தாகும். தலைவலி உள்ளவர்கள் ஏலக்காய் டீ குடிக்கலாம் அல்லது ஒரு ஏலக்காயை வாயில் போட்டு மொன்று சாப்பிட்டால் தலைவலி விரைவில் குணமாகும்.

உயர் இரத்த அழுத்தம்:

உயர் இரத்த அழுத்தப் பிரச்சனை உள்ளவர்கள் ஏலக்காய் டீ குடிப்பது நல்லது. ஏனெனில் ஏலக்காய் டீ குடிப்பதன் மூலம் நுரையீரலில் இரத்த ஓட்டம் மேம்பட்டு உயர் இரத்த அழுத்தம் குறைய பெரிதும் உதவுகிறது.

செரிமானம்:

செரிமானப் பிரச்சனை உள்ளவர்கள் ஏலக்காய் டீ குடிப்பதன் மூலம் குணமடையச் செய்யலாம். மேலும், அஜீரணக் கோளாரு போன்ற பிரச்சனைகள் ஏற்படுவது நீங்கும்.

கேன்சர்:

ஏலக்காயில்பாலிஃபினால் என்ற ஆன்டிஆக்ஸிடன் உள்ளது. இது நமது உடலில் உள்ள புற்றுநோய்செல்களை அழிக்க உதவுகிறது.எனவே, நாம் புற்றுநோய் தாக்கத்தில் இருந்துத்தப்பிக்கலாம்.

நாம் அன்றாடம் உணவில் பயன்படுத்தும் ஏலக்காய் பல ஆரோக்கிய நன்மைகளை கொண்டுள்ளது. தினமும் நாம் ஒரு ஏலக்காய் பயன்படுத்-

தும் பொழுது அது நம்முடைய உடலுக்கு பல நன்மைகளை தருகிறது.

தினமும் ஒரு ஏலக்காயை வாயில் போட்டு மென்று சாப்பிடும் பொழுது அது பல ஆரோக்கிய நன்மைகளை தருகிறது

சிலருக்கு பசி ஏற்படாது சாப்பிட பிடிக்காது அப்படிப்பட்டவர்கள்

தினமும் ஒரு ஏலக்காயை வாயில் போட்டு மென்றால் நல்ல பசி எடுக்கும். ஜீரண உறுப்புகள் சீராக இயங்கும்.

நெஞ்சில் சளி கட்டிக் கொண்டு மூச்சு விட அவஸ்தைப்படுபவர்களும் சளியால் இருமல் வந்து தொடர்ந்து இருமி வயிற்றுவலி வந்தவர்களுக்கும் கூட ஏலக்காய் நல்ல மருந்தாக அமையும். ஏலக்காயை மென்று சாப்பிட்டாலே தொடர் இருமல் குறையும்.

வாய் துர்நாற்றம் ஏற்படுவதற்கும் ஜீரண உறுப்புகளில் ஏற்படும் பிரச்சினை தான் முக்கிய காரணமாக அமைகிறது. எனவே வாய் துர்நாற்றத்தைப் போக்க ஏலக்காயை தினமும் வாயில் போட்டு மெல்ல வேண்டும்.

சாப்பிடும் உணவு வகைகளில் சிறிது ஏலக்காயை சேர்த்துக் கொள்வது நல்லது. ஆனால் அதிகமாக சேர்த்துக் கொள்ளக் கூடாது.

ஏலக்காயை பொடியாக்கி தேனில் கலந்து சாப்பிட்டால் நரம்பின் பலம் கூடும், கண் பார்வை அதிகரிக்கும்.

ஏலக்காயை பொடியாக்கி துளசிச் சாற்றுடன் கலந்து உட்கொண்டால் அடிக்கடி ஏற்படும் வாந்தி நிற்கும்.

ஏலக்காய் 4, ஒரு துண்டு சுக்கு ஆகியவற்றை சேர்த்து அரைத்து நீர் விட்டு கொதிக்க வைத்து பருகினால் வறட்டு இருமல் தொண்டை வலி போன்றவை தீரும்.

ஏலக்காய் 4, கிராம்பு 4, வெற்றிலைக்காம்பு ஆகியவை பால் விட்டு அரைத்து சூடாக்கி நெற்றியில் பத்து போல் போட்டால் தலைவலி, சளி நீங்கும்

குழந்தைகளுக்கு வாந்தி ஏற்பட்டால் இரண்டு ஏலக்காய்களை பொடியாக்கி, அந்தப் பொடியை தேனில் குழைத்து குழந்தையின் நாக்கில் மூன்று வேளை தடவினாலே போதும்.

ஜலதோஷத்தால் பாதிக்கப்பட்டு மூக்கடைப்பில் அவதிப்படும் குழந்தைகளுக்கும் ஏலக்காய் நல்ல நிவாரணத்தை தருகிறது. நான்கைந்து ஏலக்காய்களை நெருப்பில் போட்டு, அந்தப் புகையை குழந்தைகள் சுவாசித்தாலே மூக்கடைப்பு நீங்கி மூக்கு உடனே திறந்து கொள்ளும்.

மன அழுத்தப் பிரச்சினை உள்ளவர்கள், `ஏலக்காய் டீ' குடித்தால் இயல்பு நிலைக்கு வருவார்கள். டீத் தூள் குறைவாகவும், ஏலக்காய் அதிகமாகவும் சேர்த்து டீ தயாரிக்கும்போது வெளிவரும் இனிமையான நறுமணத்தை நுகர்வதாலும், அந்த டீயைக் குடிப்பதால் ஏற்படும் புத்து-ணர்வை அனுபவிப்பதாலும் மன அழுத்தம் உடனடியாக குறைகிறது.

தினமும் ஒரு ஏலக்காய் சாப்பிட்டால் கிடைக்கும் நன்மைகள்

நாம் அன்றாடம் உணவில் பயன்படுத்தும் ஏலக்காய் பல ஆரோக்கிய நன்மைகளை கொண்டுள்ளது. தினமும் நாம் ஒரு ஏலக்காய் பயன்படுத்-தும் பொழுது அது நம்முடைய உடலுக்கு பல நன்மைகளை தருகிறது.

தினமும் ஒரு ஏலக்காயை வாயில் போட்டு மென்று சாப்பிடும் பொழுது அது பல ஆரோக்கிய நன்மைகளை தருகிறது

சிலருக்கு பசி ஏற்படாது சாப்பிட பிடிக்காது அப்படிப்பட்டவர்கள்

தினமும் ஒரு ஏலக்காயை வாயில் போட்டு மென்றால் நல்ல பசி எடுக்கும். ஜீரண உறுப்புகள் சீராக இயங்கும்.

நெஞ்சில் சளி கட்டிக் கொண்டு மூச்சு விட அவஸ்தைப்படுப-வர்களும் சளியால் இருமல் வந்து தொடர்ந்து இருமி வயிற்றுவலி வந்தவர்களுக்கும் கூட ஏலக்காய் நல்ல மருந்தாக அமையும். ஏலக்காயை மென்று சாப்பிட்டாலே தொடர் இருமல் குறையும்.

வாய் துர்நாற்றம் ஏற்படுவதற்கும் ஜீரண உறுப்புகளில் ஏற்படும் பிரச்சினை தான் முக்கிய காரணமாக அமைகிறது. எனவே வாய் துர்நாற்றத்தைப் போக்க ஏலக்காயை தினமும் வாயில் போட்டு மெல்ல வேண்டும்.

சாப்பிடும் உணவு வகைகளில் சிறிது ஏலக்காயை சேர்த்துக் கொள்வது நல்லது. ஆனால் அதிகமாக சேர்த்துக் கொள்ளக் கூடாது.

ஏலக்காயை பொடியாக்கி தேனில் கலந்து சாப்பிட்டால் நரம்பின் பலம் கூடும், கண் பார்வை அதிகரிக்கும்.

ஏலக்காயை பொடியாக்கி துளசிச் சாற்றுடன் கலந்து உட்கொண்டால் அடிக்கடி ஏற்படும் வாந்தி நிற்கும்.

ஏலக்காய் 4, ஒரு துண்டு சுக்கு ஆகியவற்றை சேர்த்து அரைத்து நீர் விட்டு கொதிக்க வைத்து பருகினால் வறட்டு இருமல் தொண்டை வலி போன்றவை தீரும்.

ஏலக்காய் 4, கிராம்பு 4, வெற்றிலைக்காம்பு ஆகியவை பால் விட்டு அரைத்து சூடாக்கி நெற்றியில் பத்து போல் போட்டால் தலைவலி, சளி

நீங்கும்

குழந்தைகளுக்கு வாந்தி ஏற்பட்டால் இரண்டு ஏலக்காய்களை பொடியாக்கி, அந்தப் பொடியை தேனில் குழைத்து குழந்தையின் நாக்கில் மூன்று வேளை தடவினாலே போதும்.

ஜலதோஷத்தால் பாதிக்கப்பட்டு மூக்கடைப்பில் அவதிப்படும் குழந்தைகளுக்கும் ஏலக்காய் நல்ல நிவாரணத்தை தருகிறது. நான்கைந்து ஏலக்காய்களை நெருப்பில் போட்டு, அந்தப் புகையை குழந்தைகள் சுவாசித்தாலே மூக்கடைப்பு நீங்கி மூக்கு உடனே திறந்து கொள்ளும்.

மன அழுத்தப் பிரச்சினை உள்ளவர்கள், `ஏலக்காய் டீ' குடித்தால் இயல்பு நிலைக்கு வருவார்கள். டீத் தூள் குறைவாகவும், ஏலக்காய் அதிகமாகவும் சேர்த்து டீ தயாரிக்கும்போது வெளிவரும் இனிமையான நறுமணத்தை நுகர்வதாலும், அந்த டீயைக் குடிப்பதால் ஏற்படும் புத்துணர்வை அனுபவிப்பதாலும் மன அழுத்தம் உடனடியாக குறைகிறது.

ஏலக்காய் சாப்பிட்டால் என்ன பயன்

நாம் போடும் டியில் ஒரு ஏலக்காய் தட்டிப் போட்டு குடித்தால் மணமாக இருக்கும் இதிலுள்ள வேலையில் என்ற எண்ணெய்தான் நறுமணத்தையும் தந்து நோய்களைக் குணப்படுத்தும் ஆற்றலையும் தனக்குள் கொண்டுள்ளது

இந்த ஏலக்காய் ஒரு மசாலாப் பொருளாக மட்டுமில்லாமல் மூலிகைப் பொருள் ஆகும் பயன் படுகிறது இந்த ஏலக்காயை தினமும் ஒன்று சாப்பிட்டால் பல ஆரோக்கிய நன்மைகளை நமக்கு கொடுக்கிறது

இன்னும் சொல்லப் போனால் நமக்கு உள்ள பல நோய்கள் நம்மை அறியாமலே குணமாகி விடும் அதுமட்டும் அல்ல இதை எந்தெந்த நோய்களுக்கு எப்படி பயன்படுத்துவது என்பதை இப்பொழுது பார்ப்போம்

முதலில் மன ஆரோக்கியம் ஒரு மனிதனுக்கு மனம் நன்றாக இருந்தால் தான் உடலும் நன்றாக இருக்கும் உண்மையில் நம் மனதிற்கும் உடல் ஆரோக்கியத்திற்கும் நெருங்கிய தொடர்பு உண்டு சொல்லப்போனால் மனதில் ஏற்படுகிற கவலை கோபம் துக்கம் பயம் மற்றும் மன அழுத்தம் போன்றவை மனதை பாதிப்பதோடு மட்டுமில்லாமல் உடல் நலத்தையும் பாதிக்கிறது

இப்படி மன அழுத்தம் கொண்டிருக்கும் நேரங்களில் இரண்டு ஏலக்காயை மென்று சாப்பிட்டால் அதில் இருக்கும் நன்மை பயக்கும் இரசாயனங்கள் மூளை செல்களை அமைதிப்படுத்தி மனம் மற்றும் உடலில்

ஏற்பட்டிருக்கும் இருக்க நிலையை தளர்த்தி மனநிலையை மேம்படுத்-துகிறது அதே போன்று சிலர் எனக்கு பசியில்லை என்று சொல்லிக்-கொண்டு சாப்பிடுவதை தவிர்த்து வருவார்கள் இப்படி சாப்பிடுவதை தவிர்ப்பது உடல் பலவீனம் ஏற்படும்

மேலும் இப்படி சாப்பிட முடியாமல் அவதிப்படுபவர்கள் இரண்டு ஏலக்காயை வாயில் போட்டு மென்று வந்தால் குடலியக்கம் சிறப்பாக செயல்பட்டு பசி எடுக்க ஆரம்பித்துவிடும் ஜீரண உறுப்புகளும் சீராக இயங்கும்

அதேபோன்று வாய்வுத் தொல்லையால் அவதிப்படுவோர் ஏலக்-காயை நன்கு காய வைத்து பொடியாக்கி அந்தப் பொடியில் அரை டீஸ்பூன் அளவு எடுத்து ஒரு தம்ளர் தண்ணீரில் கொதிக்க வைத்து இதை சாப்பிடும் முன்பு இந்த ஏலக்காய் தண்ணீரைக் குடித்தால் வாய்-வுத் தொல்லை உடனே நீங்கிவிடும்

பொதுவாக இந்த ஏலக்காய் நமது உடலில் மெட்டபாலிசத்தை அதி-கரித்து பித்தநீரை அதிகரிக்கச்செய்து இதனால் எதுக்களித்தல் வாயுத்-தொல்லை போன்றவை நீங்கும்

அதேபோன்று சாப்பிட்ட உணவு செரிமானம் ஆகவில்லை என்றால் உடனே மருந்து மாத்திரை தேட வேண்டாம் 7 அரிசியுடன் ஓமம் ஜீரகம் இந்த மூன்றையும் சம அளவில் எடுத்துக்கொண்டு லேசாக வறுத்து பொடி செய்து அதில் ஒரு டீஸ்பூன் அளவு சாப்பிட வேண்டும் இதனால் அஜீரணக் கோளாறு முற்றிலும் விலகிவிடும்

அதேபோன்று சிலருக்கு வாயை திறந்தாலே துர்நாற்றம் வீசும் வயிற்-றில் பிரச்சனைகள் இருந்தாலும் இப்படி ஏற்படக்கூடும் இந்த துர்நாற்றத்-தைப் போக்க இரண்டு ஏலக்காயை வாயில் போட்டு மென்று சாப்பிட்டு வரும்பொழுது துர்நாற்றம் நீங்கும்

மேலும் ஆரோக்கியத்திற்கும் ஏற்றது பல் வலி ஈறுகளில் ஏற்படும் வீக்கத்தையும் கட்டுப்படுத்தக்கூடியது இது பல் இடுக்குகளில் படிந்த கறைகள் இவற்றைப் போக்கி வாய் துர்நாற்றத்தைப் போக்குகிறது

அதே போன்று சிலர் பஸ்ஸில் பயணம் செய்தாலே தலைச்சுற்றல் வாந்தி மயக்கம் போன்ற பிரச்சினைகள் ஏற்படும் என்பார்கள் இவர்கள் பயணம் மேற்கொள்ளும் போது இரண்டு ஏலக்காயை வாயில் போட்டு மென்று வந்தால் வாந்தி மயக்கம் போன்ற பிரச்சனைகள் வராமல் நிம்-மதியாக உங்கள் பயணத்தை மேற்கொள்ளலாம்

அடுத்து உடலில் அனைத்து பாகங்களும் சீராக இயங்க பாகங்-
களுக்கு சீரான ரத்த ஓட்டம் மிகவும் அவசியம் பொதுவாக உடலில்
கொழுப்பு அதிகம் சேர்ந்திருந்தால் ரத்தக்குழாய்களில் கொழுப்பு சீரான
இரத்த ஓட்டத்தை தடுப்பதால் இதய பாதிப்புகள் மற்றும் உடல்நல
பாதிப்புகள் ஏற்பட வாய்ப்புகள் அதிகம்

எனவே தினமும் இரண்டு ஏலக்காய்களை மென்று சாப்பிட்டு வந்-
தால் இரத்தக் குழாய்களில் கொழுப்பு சேர விடாமல் தடுப்பதால் உடல்
முழுவதும் சீரான இரத்த ஓட்டத்தை பெற முடியும் பொதுவாக உயர்
ரத்த அழுத்தப் பிரச்சனை உள்ளவர்கள் ஏலக்காய் போட்டு காய்ச்சி தண்-
ணீர் குடித்து வருவதன் மூலம் ரத்த ஓட்டம் மேம்பட்டு உயர் ரத்த
அழுத்தம் குறைய பெரிதும் உதவுகிறது

அதேபோன்று ஏலக்காயில் உள்ள மாங்கனீஸ் இரத்த சர்க்கரை
அளவை பராமரிக்க உதவுகிறது எனவே சர்க்கரை நோயாளிகள் தின-
மும் இரண்டு ஏலக்காயை மென்று சாப்பிட்டு வரும் பொழுது இரத்த
சர்க்கரை அளவை கட்டுப்பாட்டில் வைக்க முடியும்

அடுத்து தலைவலிக்கு ஏலக்காய் ஒரு சிறந்த மருந்தாகும் தலைவலி
உள்ளவர்கள் ஏலக்காய் டீ குடிக்கலாம் அல்லது ஒரு ஏலக்காயை
வாயில் போட்டு மென்று சாப்பிட்டு வந்தால் தலைவலி விரைவில் குண-
மாகும் மேலும் நோய் எதிர்ப்பு சக்தி அதிகரிக்கும்

அதே போன்று தொடர்ந்து புகை பிடிக்கும் பழக்கம் கொண்டவர்க-
ளுக்கு சிறிது காலத்தில் நுரையீரல் வாய் போன்ற உறுப்புகளில் தொற்று
ஏற்படுவதற்கு வாய்ப்புகள் அதிகம் உண்மையில் புகை பிடிக்கும் எண்-
ணம் வரும்போதெல்லாம் ஒரு ஏலக்காய் வாயில் போட்டு மென்று வந்-
தால் மெல்ல மெல்ல புகை பழக்கத்திலிருந்து விடுபட லாம்

அதுமட்டுமல்ல ஏலக்காயில் விட்டமின் சி மற்றும் ஆன்டி-ஆக்ஸி-
டன்ட் பைட்டோ நியூட்ரியன்ட்ஸ் போன்றவை சருமத்தில் இரத்த ஓட்-
டத்தை அதிகரித்து சரும சுருக்கம் ஏற்படுவதைத் தடுக்கிறது

அடுத்து இந்த ஏழைக்காய் ஆஸ்துமா நோயாளிகளுக்கும் ஏற்றது
சுவாசக் கோளாறுகளைப் போக்கும் சக்தி ஏலக்காய்க்கு உண்டு எனவே
ஜலதோஷம் இருமல் தொடர்ச்சியான தும்மலால் அவதிப்படுபவர்கள்
ஏலக்காய் கஷாயம் வைத்து குடித்தால் நல்ல பலன் கிடைக்கும்

மேலும் அழகாய் பொடியை நெய்யில் கலந்து காலை மாலை
வெறும் வயிற்றில் சாப்பிட மார்புச்சளி குணமாகும் அதேபோன்று ஏலக்-

காய் சுக்கு ஆகியவற்றை சேர்த்து அரைத்து தண்ணீரில் கொதிக்க வைத்து பருகினால் வறட்டு இருமல் குணமாகும்

அடுத்து தொடர்ச்சியான விக்கலை போக்க ஒரு கப் ஏலக்காய் டீ குடித்தால் விக்கல் பறந்து போய்விடும் காரணம் இது உண்டாவதற்கான வாழ்வை ரிலாக்ஸ் செய்து ஏற்படுவதை தடுக்கிறது

மேலும் அதிகரிக்க செய்யும் அதிகப் பதட்டம் மற்றும் வலிப்பு நோய்க்கும் சிறந்தது மேலும் உடலில் உள்ள நச்சுக்களை வெளியேற்ற கூடியது

நிறைய பேருக்கு உள்ள ஒரு சந்தேகம் ஏலக்காய் சாப்பிட்டால் ஆண்மைக் குறைபாடு ஏற்படுமா என்பது உண்மையில் ஏலக்காயில் உள்ள சைனஸ் என்ற வேதிப்பொருள் ஆற்றல்மிக்க நரம்புகளை தூண்டி ஆண்மையை அதிகரிக்கிறது

எனவே பாலை காய்ச்சி அதில் ஒரு சிட்டிகை மட்டும் ஏலக்காய்த்-தூள் கலந்து அத்துடன் ஒரு டேபிள் ஸ்பூன் தேன் சேர்த்து குடித்து வந்தால் இருபாலருக்கும் குறைபாடுகள் நீங்கும்

ஏலக்காய்

நச்சுத்தன்மை நீக்கும்

இதில் இருக்கும் மினரல்கள், வைட்டமின் ஏ, பி, சி, நியாசின், ரிபோப்ஃளேவின் ஆகியவை உடலின் நச்சுத்தன்மையை நீக்கக் கூடியவை. இது ரத்தத்தைச் சுத்தப்படுத்தும். கல்லீரலில் இருக்கும் தேவையற்ற யூரியா, கால்சியம் மற்றும் இதர நச்சுகளை நீக்கும். மகப்பேற்றுக்குப் பிறகு இதைப் பெண்கள் அதிகம் பயன்படுத்தலாம்.

ஆன்டிஆக்ஸிடன்ட்

இதில் இருக்கும் ஊட்டச் சத்துகள், வைட்டமின்கள் மற்றும் அத்தியாவசிய எண்ணெய் ஆகியவை ஆன்டிஆக்ஸிடன்ட்களாகப் பயன்படுகின்றன. இவை உடலில் இருக்கும் செல்கள் முதிர்ச்சி அடைவதைத் தடுத்து இளமையைத் தக்கவைத்துக்கொள்ள உதவுகிறது.

மனஅழுத்தம் குறைக்கும்!

மனஅழுத்தத்தைக் குறைக்கும் இதன் குணம் குறித்து இன்னும் ஆராய்ச்சிகள் நடந்துவந்தாலும், ஆயுர்வேத மருத்துவம், `ஏலக்காய் தேநீர் மன அழுத்தத்துக்கு நல்லது' எனப் பரிந்துரைக்கிறது. இது, இயற்கையாக நச்சுத்தன்மையை நீக்கி, செல்களை மீண்டும் பொலிவுபெறச் செய்வதாலும் மனஅழுத்தம் குறையும்.

சளி மற்றும் காய்ச்சலுக்கு நிவாரணம்

இதில் காரத்தன்மை இருப்பதால், சளி மற்றும் காய்ச்சலைத் தடுத்துவிடக்கூடியது. ஒரு ஏலக்காய் டீ குடித்தால் சளி, காய்ச்சல் பறந்துவிடும்.

கிருமிகளில் இருந்து காக்கும்!

கிறுமித்தொற்று இருப்பவர்கள் இதை எடுத்துக்கொள்ளலாம். இதில் இருக்கும் எண்ணெய் பாக்டீரியா, வைரஸ், பூஞ்சை போன்றவற்றின் வளர்ச்சியைத் தடுக்கும்.

அதேசமயம் ஏலக்காய்த்தூளை அதிகம் சேர்க்காமல் ஒரு சிட்டிகை மட்டும் போதுமானது காரணம் ஏலக்காய் தூளை அதிகம் சேர்த்தால் தான் மலட்டுத்தன்மை ஆண்மைக்குறைவு ஏற்படும் என்றும் கூறப்படுகிறது

நான்

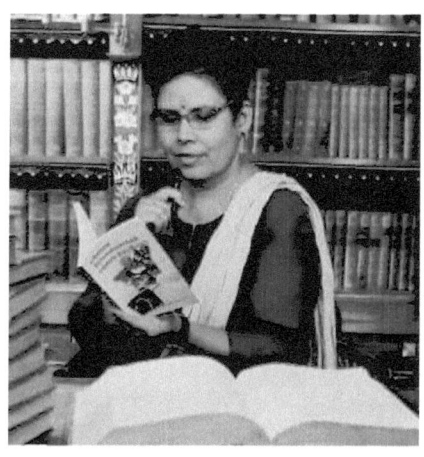

வாசகர்ளால் நான்
வாசகர்களுக்காக நான்

முற்போக்கு எழுத்தாளர் வி.எஸ்.ரோமா - கோயம்புத்தூர்
+91 82480 94200
20 புத்தகங்கள் எழுதியுள்ளேன்
விருதுகள் பல பெற்றுள்ளேன்.
கதை , கவிதை, கட்டுரை, நாவல் பொன்மொழி, நாடகம் எழுதுவேன்.

என்
எழுத்து
என் மூச்சுள்ள வரை
என் வாசிப்பே
என் சுவாசிப்பு

என்றும்
எழுதிக் கொண்டிருக்க வே
என் ஆசை

நான் திருமணமே செய்து கொள்ளாத பெண்மணி என்பதில் எனக்கு மகிழ்வே.

என் எழுத்துக்கு முழு ஒத்துழைப்பு கொடுப்பவர்கள் என் பெற்றோர்களே.

தந்தை
கா சுப்ரமணியன் _ தாசில்தார் - ஓய்வு

தாய்.
சு. கிருஷ்ணவேணி

என் பெற்றோர்களே
என்
எழுத்துக்கும்
எனக்கும் முழு ஒத்துழைப்பு தருகின்றவர்கள் என்பதில் எனக்கு மகிழ்ச்சியே.

நான் ரோமா ரேடியோ
என்ற பெயரில் எஃப் எம் ஆரம்பித்துள்ளேன்.

என்
எழுத்து
என் ரோமா வானொலி மூலம்
எங்கும் ஒலிக்க
எட்டு திக்கும் ஒலிக்க
என் ஆவல்.

பெண்களை

பெரிதாக நினைத்துப்
பெரும் மகிழ்ச்சியடைந்து
பெருமைப் படுத்த வேண்டும்.

முற்போக்கு எழுத்தாளர்
வி.எஸ். ரோமா
Roma Radio
கோயம்புத்தூர்
+91 82480 94200

www.ingramcontent.com/pod-product-compliance
Lightning Source LLC
Chambersburg PA
CBHW021001180526
45163CB00006B/2457
* 9 7 8 1 6 3 9 2 0 5 4 1 7 *